'e 107
141

LETTRES

SUR LE TRAITEMENT

DE LA GOUTTE

PAR LES

EAUX DE VICHY

PARIS.—IMPRIMÉ CHEZ BONAVENTURE ET DUCESSOIS,
55, QUAI DES AUGUSTINS.

LETTRES

SUR LE TRAITEMENT

DE LA GOUTTE

PAR LES

EAUX DE VICHY

ADRESSÉES A M. LE PROFESSEUR TROUSSEAU

PAR LE DOCTEUR

MAX DURAND-FARDEL,

Médecin inspecteur des Sources d'Hauterive
à Vichy,
Secrétaire général de la Société d'hydrologie médicale
de Paris,
chevalier de la Légion d'honneur.

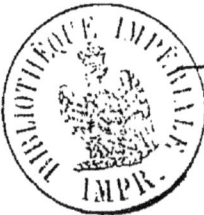

PARIS

CHEZ GERMER-BAILLIÈRE, ÉDITEUR
RUE DE L'ÉCOLE-DE-MÉDECINE, 17

BUREAU DE LA *GAZETTE DES EAUX*
RUE JACOB, 30.

1861

Cher et très-savant maître,

Vous venez de faire à l'Hôtel-Dieu une série de leçons cliniques sur la *goutte,* que la *Gazette des Hôpitaux* a reproduites.

Le caractère élevé et généralisateur de votre enseignement se prêtait admirablement à cette étude difficile, et vous devez comprendre quel intérêt particulier vos leçons devaient m'offrir sur un sujet qui tient une grande place dans ma pratique, et sur lequel j'ai écrit moi-même plusieurs fois.

J'ai été assez heureux pour me trouver, relativement aux idées doctrinales que vous avez exposées, en parfaite communion avec vous . Comme vous, élève de Sydenham , je n'ai jamais rencontré, dans le traitement de la goutte, d'indications que cet illustre maître n'ait prévues, et l'expérience m'a depuis longtemps montré toute la sagesse des conseils que vous posez relativement à l'intervention restreinte de la médecine active chez les goutteux.

Cependant, mon cher maître, il est un point au sujet duquel je me vois obligé de me séparer de vous: c'est celui qui est relatif à l'emploi des *eaux de Vichy* dans le traitement de la goutte.

Je vous ai toujours vu manifester des préventions que je considère comme injustes, relativement aux applications des eaux de Vichy à la goutte. Si je m'en rapporte aux termes d'après lesquels vos leçons ont été reproduites dans la *Gazette des Hôpitaux*, vous y êtes resté fidèle. Je vous demande la permission de vous adresser quelques observations à ce sujet.

I

Je le fais sans aucune gêne. Vous savez que je n'apporte en de semblables matières que des préoccupations purement scientifiques. Et puis, ce me sera encore une occasion de continuer, mais en public cette fois, les conversations que j'ai eu le bonheur d'échanger récemment avec vous sur ces intéressantes questions.

J'ai peut-être encore une raison personnelle d'intervenir dans ce débat : c'est que vous avez eu la bonté de m'y introduire vous-même. Vous avez bien voulu, en effet, mentionner à votre clinique mon opinion, et les réserves qu'elle comportait au sujet de la vôtre, en apparence diamétralement opposée.

Cependant, je dois confesser que j'éprouve à ce sujet un certain embarras. Je ne rencontre, dans le compte rendu donné par la *Gazette des Hôpitaux*, aucune trace de votre mention bienveillante. Je vois bien que vous citez l'opinion du *médecin le plus occupé de Vichy*. Vous comprenez, mon cher maître, que je ne

puis prendre pour moi cette flatteuse
désignation; et, d'ailleurs, *le médecin le
plus occupé de Vichy* vous a communiqué
de si singulières choses, que je me verrai
contraint, en toute cordialité, de protester vivement contre elles.

D'un autre côté, si je consulte, dans
l'*Union médicale*, le texte de cette
même leçon rédigée par votre chef de
clinique, le docteur Dumontpallier, j'y
retrouve quelques citations textuel-
les que vous avez bien voulu m'em-
prunter, et surtout je n'y retrouve plus
le caractère,...comment dirai-je? le caractère agressif que la *Gazette des Hôpitaux*
avait prêté à votre manière de voir tou-
chant une médication qui rend chaque
jour de grands services aux goutteux. Je
puis en dire autant d'un résumé de vos
leçons donné par le *Journal de médecine et
de chirurgie pratiques*, et que j'ai en
ce moment sous les yeux.

D'où vient cette opposition dans les tex-
tes ? Je sais que dans une reproduction
non sténographiée, les expressions du
maître peuvent subir involontairement,
de la part du rédacteur, l'empreinte de

sa personnalité, et que leur sens peut
être atténué ou bien exagéré , suivant sa
propre inclination. Quelle est donc ici la
rédaction la plus fidèle ? Si j'étais libre,
je sais bien laquelle je choisirais. Mais je
n'avais pas à choisir. Pour les lecteurs
de la *Gazette des Hôpitaux*, la rédaction
de cette estimable feuille est la bonne,
et, me plaçant sur ce terrain, je ne pou-
vais laisser sans réponse des expressions auxquelles la puissante autorité
de votre nom assignait une excessive im-
portance.

Vous dites, très-savant maître, de la
médication représentée par les eaux minérales de Vals, de Vichy, de Carlsbad,
« qu'il n'en existe pas dans le monde de
plus dangereuse. »

Nous ne parlerons, si vous le voulez
bien, que de Vichy. Je n'ai pas eu occasion d'employer moi-même les eaux de
Vals, et celles de Carlsbad sont trop diffé-
rentes de celles de Vichy pour pouvoir
entrer en parallèle. Et je vous demande-
rai ce que vous entendez par une *médication dangereuse ?*

Toutes les médications actives sont

dangereuses, l'hydrothérapie comme les autres, et nous manions tous les jours les poisons les plus énergiques. Et cependant nous n'attachons l'idée de danger à leur emploi que si elles sont dispensées par des mains inexpérimentées ou imprudentes.

Or, il ne faut pas juger une médication par le mauvais usage que l'on en peut faire, mais par les résultats que donne son emploi méthodique.

Je sais bien qu'une autre version de vos leçons porte que : « Il n'est pas, suivant vous, de médication plus terrible pour les goutteux que l'administration inintelligente et banale des eaux minérales alcalines. » Ici, sauf quelque exagération peut-être, nous sommes d'accord. Mais vous me permettrez de vous faire observer que les périls auxquels vous faites allusion ne tiennent pas à la nature de la médication, mais à la nature de la maladie ; que, sans parler du colchique, si souvent funeste par l'usage déplorable qu'on en fait, toute intervention médicale inopportune peut, dans certaines conditions de la goutte, entraî-

ner également des conséquences très-
périlleuses.

Je sais bien aussi que vous ajoutez :
« J'ai certainement vu, pour ma part, plus
de cinq cents goutteux ayant été à Vichy
et s'en étant horriblement mal trouvés,
et je ne sais pas en revanche si mes sou-
venirs me retraceraient quelques cas isolés d'amélioration réelle. » Plus de cinq
cents goutteux ayant été à Vichy! Permet-
tez-moi de ne pas prendre ce chiffre à la
lettre. Je sais quel immense champ d'observations vous fournit votre vaste consul-
tation. Mais cinq cents goutteux, tous
venus de Vichy et tous s'en étant horriblement mal trouvés ! Voyez quelle propor-
tion cela doit présenter, si l'on considère
ceux que l'éloignement ou d'autres di-
rections n'ont pas soumis à votre obser-
vation personnelle. Comment reste-t-il
encore en France un goutteux qui ait le
courage de hanter ces rivages funestes ?
On peut facilement lui appliquer ces vers
d'Horace :

> Illi robur et æs triplex
> Circa pectus...

Il est vrai encore que vous expliquez

ce résultat : « Ces eaux, dites-vous, si fortement alcalines, sont inconsidérément prescrites par les médecins, et elles sont sottement prises par les malades. »

Je vous abandonne les malades. Mais voici une accusation grave que vous faites planer sur les médecins de Vichy, et je dois protester vivement contre elle, au nom de ceux de mes confrères qui pratiquent près de cette station thermale.

Je ne nierai pas que vous ayez pu constater quelques actes de pratique imprudente. Je ne puis assurément répondre de la pratique de chacun. Dans ma carrière, dans les hôpitaux, plus d'une fois l'emploi téméraire de quelque agent médicamenteux actif, ou de quelque agent chirurgical, a entraîné de fâcheux résultats Mais qui donc voudrait rendre le corps éminent des médecins et des chirurgiens des hôpitaux responsable de quelques faits isolés ?

M. Pidoux, votre ami et votre ancien collaborateur, a rendu plus de justice aux médecins de Vichy. Faisant allusion à d'anciennes et mauvaises pratiques, mais

dont ceux d'aujourd'hui ne sont nulle-
ment responsables : « Nos honorables
collègues actuels de Vichy, dit-il, ont mis
toutes choses à leur place. Vichy rend
entre leurs mains de bons services à
certains arthritiques; et il n'en exténue
plus certains autres [1]. »

Vous ne vous expliquez pas sur les
dangers que vous attribuez aux eaux de
Vichy administrées aux goutteux. Mais je
sais bien à quoi vous faites allusion, et *le
médecin le plus occupé de Vichy*, dont parle
le compte rendu de vos leçons, vous a
dit que « la saturation alcaline lui appa-
raît effectivement comme une expression
phénoménale d'une très-haute gravité,
capable de tuer en provoquant inopiné-
ment l'apparition d'une goutte atonique
et viscérale. » — « Que d'exemples semblables n'a-t-il pas vus ! » ajoutez-vous !

Comment ! c'est un médecin de Vichy
qui vous a tenu un pareil langage ! qui
s'épouvante ainsi de la saturation alcaline ! qui en a rencontré tant de victi-
mes !

Et vous-même, mon cher maître, ne

[1] *Annales de la Société d'hydrologie*, t. VII.

voyez-vous donc dans les eaux de Vichy
que le représentant d'une médication alcaline, diffluente, expression définitive
des propriétés inhérentes au bicarbonate
de soude pris à doses excessives et surtout *continues?* Mais vous vous faites ainsi
involontairement le complice de cette
chimiâtrie qui vous est si justement anti-
pathique , et qui ne cherchait à l'aide
des eaux de Vichy qu'à dissoudre des
concrétions et à neutraliser des acides.

Il est pourtant des faits significatifs
que vous connaissez parfaitement, et
qui sont de nature à corriger cette er-
reur.

On sait, très-savant maître, et vous l'avez
enseigné mieux que personne, qu'une
médication n'agit pas seulement par les
qualités qui lui sont propres, mais par
une combinaison de ces qualités et des
conditions de l'organisme qui la reçoit.

Le sulfate de quinine n'est antipério-
dique que lorsqu'il rencontre une inter-
mittence à combattre. Il est sédatif
encore. Vous nous le montrez vous-même
agissant à ce titre dans les accès de
goutte. Il agit de même dans bien des

névralgies non périodiques ; et notre regrettable confrère Leroy (d'Étiolles) lui attribuait justement des propriétés spéciales dans ce sens vis-à-vis de l'appareil urinaire.

Les eaux de Vichy représentent donc des médications diverses.

Nous les voyons, par exemple , agir à titre de *reconstituants* dans une série de cas où les propriétés diffluentes que vous leur attribuez, et que vous redoutez à si haut point, trouveraient sans doute aisément à s'exercer.

L'hôpital militaire de Vichy a été institué principalement pour recevoir des malades de nos colonies du nord et de l'ouest de l'Afrique. Ce sont des individus que des fièvres de la pire espèce ou les dysentéries des pays chauds ont réduits à l'état cachectique. L'hôpital civil reçoit du Bourbonnais, de l'Auvergne et du département de la Loire, une population que la fièvre intermittente, la misère, une alimentation insuffisante , ont réduite à un état analogue.

Or, ces deux établissements hospitaliers sont certainement au nombre de ceux qui fournissent les résultats curatifs les plus frappants.

Qu'aurait à faire ici cette médication alcaline et diffluente que vous vous imaginez ? Et veuillez remarquer que cette pratique régnait à une époque où les sources ferrugineuses de Vichy n'existaient pas encore et ne venaient pas nous apporter un concours assurément très-précieux.

Les eaux de Vichy ne représentent pas seulement une médication reconstituante, elles représentent aussi une médication *altérante*.

N'est-ce pas ainsi qu'il faut appeler, du moins, cette médication de la gravelle que vous avez si parfaitement définie, que je vous demande la permission de reproduire vos propres expressions?

«Je n'accorde pas aux eaux de Vals, de Pougues, de Contrexéville ou de Vichy, une action dissolvante pour les corps étrangers du rein et de la vessie... Que fait une saison passée près de l'un de ces thermes ? A-t-elle amené la dissolution des calculs ? En aucune façon ; mais elle a profondément modifié la constitution et elle l'a replacée dans sa rectitude normale. Comme il n'est pas d'usage qu'en état de santé l'on se livre à la fabrication des calculs hépatiques et vésicaux, tant que la médecine thermale, qui a une si grande puissance sur les calculs, continuera à faire sentir ses effets, il ne se formera aucun produit nouveau ; mais aussitôt que les habitudes physiologiques viendront à se troubler, les corps étrangers se reproduiront. »

A part le rapprochement de Vichy et Vals d'une part, de Pougues et Contrexéville de l'autre, qui ne me paraît pas très-exact, il est impossible de définir avec plus de vérité et de clarté le mode d'action des eaux de Vichy, ou des eaux analogues, dans le traitement des calculs biliaires et de la gravelle, la gravelle urique et diathésique du moins.

Eh bien ! ce que vous venez d'exposer ainsi magistralement s'applique exactement à la goutte.

Si vous voulez le permettre, j'examinerai ce point dans ma deuxième lettre, et je vous exposerai en même temps les principes qui doivent guider dans le trai-

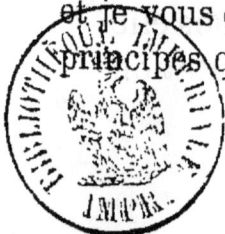

2

tement de la goutte à Vichy, heureux si
je parviens à vous rassurer un peu sur
le sort des infortunés goutteux qui vont
si imprudemment s'exposer aux périls
de ce redoutable traitement.

II

Il y a deux choses à considérer dans la
goutte aiguë, régulière, celle que vous
avez si admirablement décrite dans votre
première leçon, et qu'il faut bien prendre
pour type dans cette étude thérapeutique :
il y a la *diathèse*, qui existe à des degrés
divers; mais fixe, immuable, silencieuse
souvent ; puis la *manifestation*, qui est
l'accès de goutte et ses suites.

Aux yeux des gens du monde, la maladie gît surtout dans ses explosions douloureuses. A nos yeux, elle est surtout
constituée par la disposition intime et
profonde qu'elles révèlent.

Sydenham avait justement comparé
déjà les manifestations douloureuses de
la goutte aux manifestations cutanées des
fièvres éruptives. Ce ne sont là que des
symptômes ; mais ce sont des phénomè-

nes nécessaires. Il faut les respecter, les favoriser même. Tout ce qui est propre à les entraver ou à les amoindrir crée un danger réel.

Tout traitement, dirigé dans le sens *curatif* de la goutte, doit donc être adressé aux époques où la goutte silencieuse elle-même ne peut être troublée dans ses phénomènes extérieurs, où l'on ne trouve à combattre que la disposition vicieuse de l'organisme, sous l'influence de laquelle elle existe.

Tel est le premier principe qui doit diriger dans l'application des eaux de Vichy au traitement de la goutte.

Non-seulement il ne faut jamais les administrer pendant les accès de goutte, mais il faut les faire prendre le plus loin possible des accès passés et des accès futurs, lorsqu'il est possible de prévoir l'époque de leur retour.

Avant d'aller plus loin, expliquons-nous sur ce que l'on peut attendre des eaux de Vichy dans le traitement de la goutte.

Les eaux de Vichy ont la prétention d'agir dans le sens curatif vis-à-vis de

la goutte, car c'est aux conditions diathé-
siques elles-mêmes qu'elles s'adressent.
Mais elles n'ont pas la prétention de la
guérir.

C'est que, dans une maladie spécifique
comme la goutte, il faudrait une médication spécifique.

L'analyse pathogénique de la goutte
nous montre un mode vicieux de la nu-
trition, dont le résultat est le défaut
d'assimilation des principes azotés, et par
suite leur accumulation et leur élimination, ou du moins leur mouvement
d'élimination, par des voies ou sous des
formes anomales : théorie commune du
reste, au moins par un point, à la goutte
et à la gravelle urique.

Or la cause qui fait que l'assimilation
des principes azotés ne se fait pas ou se
fait mal est précisément la cause spécifique de la goutte.

Les eaux de Vichy ne détruisent pas
cette cause; elles ne sont donc pas spéci-
fiques. Mais par leur action complexe sur
les phénomènes qui président à la diges-
tion, à la sécrétion urinaire, aux fonc-
tions de la peau; par la prise qu'elles ont

sur les phénomènes intimes de la nutri-
tion, elles se prêtent admirablement à
corriger et amoindrir cette disposition
vicieuse de l'organisme qui fait la goutte.

Les eaux de Vichy ne guérissent pas
la goutte. Elles n'amoindrissent pas di-
rectement ses manifestations comme
fait le colchique , au grand détriment
des malades ; elles amoindrissent la
diathèse elle - même. Elles prennent
donc la maladie par le sens où il faut la
prendre.

Et si j'ai pu écrire, il y a quelques
années : « Il n'est pas un traitement un
peu efficace de la goutte qui n'offre par
lui-même quelques inconvénients ou
n'amène quelques dangers pour la santé
générale. Le traitement thermal de Vichy, au contraire, à la condition indis-
pensable toutefois qu'il soit administré
d'une manière rationnelle, ne peut précisément modifier d'une manière avan-
tageuse la diathèse goutteuse , qu'en
exerçant sur la santé générale une action
non moins favorable [1] ; » je maintiens

---

[1] *Gazette hebdomadaire*, t. II, p. 310, 1855.

aujourd'hui la parfaite exactitude de cette proposition.

Il arrive donc, très-savant maître, qu'envisageant du même point de vue, si je ne me trompe, la pathogénie, les indications ou les contre-indications, nous tombons en désaccord formel sur ce seul point : l'opportunité ou l'inopportunité des eaux de Vichy ; que dis-je ? la nocuité ou l'innocuité de ces eaux dans le traitement de la goutte.

Il faut bien croire qu'il y a là quelque malentendu. Je vais faire tout ce que je pourrai pour me rapprocher de vous en exposant les inconvénients ou les dangers que peuvent offrir les eaux de Vichy chez les goutteux. Je vous assure que je vais les traiter aussi sévèrement que possible, mais je ne les calomnierai pas.

Ce qui ressort le plus clairement du procès que vous intentez aux eaux de Vichy, c'est que vous les considérez comme alcalisant et dissolvant les goutteux d'une part; comme pouvant déterminer, d'une autre part, les déplacements inopinés ou périlleux de la goutte.

Voulez-vous me permettre de laisser
un instant de côté ces accusations, en
tant qu'exprimant votre opinion personnelle, et de vous exposer ce que j'ai ob-
servé moi-même au sujet des inconvénients et des dangers que peut entraîner
un traitement inopportun ou mal dirigé?
Car, vous le savez déjà, dans la limite
des prévisions humaines et médicales,
je maintiens qu'un traitement appliqué
méthodiquement et en temps opportun
ne saurait en aucun cas entraîner d'inconvénients sérieux.

Il est, cher et savant maître, un in-
convénient sérieux auquel on ne peut
jamais d'avance être sûr d'échapper :
c'est l'apparition d'un accès de goutte
pendant la durée du traitement. Cela
arrive surtout aux individus qui sor-
tent d'un accès, ou qui atteignent
l'époque du retour périodique de la
goutte, ou qui prennent les eaux trop
vivement, ou encore qui sont fatigués
de leur voyage.

Cela arrive surtout à des individus fa-
ciles à émouvoir dans ce sens, et ici,
comme à propos de tout traitement, on

en voit chez qui le traitement thermal éveille une susceptibilité toute particulière.

Enfin, il arrive ici ce à quoi sont exposés les individus sujets aux coliques néphrétiques, hépatiques surtout : le traitement thermal amène souvent ces accidents, quelquefois d'une façon très-opiniâtre, soit pendant, soit après.

Jusqu'ici il n'y a pas grand mal. Je ne veux pas dire que ce soit sans inconvénients. Un accès de goutte interrompt forcément le traitement. S'il est violent, il expose à demeurer pendant un certain temps cloué dans un hôtel. Mais en procédant comme il convient, en tâtant la susceptibilité des sujets, en n'administrant les eaux qu'en temps opportun, en suspendant aussitôt le traitement, on ne voit en général rien apparaître, ou bien l'on n'a affaire qu'à de légers accès, et enfin, et surtout, l'on n'a affaire qu'à la goutte aux articulations, c'est-à-dire à la goutte comme il faut l'avoir.

Cette première action des eaux de Vichy se montre donc comme une action *excitante,* mais dans un sens régulier.

Que conclurons-nous de cette obser-
vation? C'est que si ces mêmes eaux
sont prises à tort et à travers, dans les
conditions défavorables que j'ai énumé-
rées ; si elles sont prises, comme vous le
dites, avec frénésie, ou seulement à
dose relativement trop élevée, cette exci-
tation, dépassant une certaine limite, ris-
que de s'exercer dans un sens irrégulier,
et, devenant alors *perturbatrice*, elle
pourra engendrer les périls extrêmes de
toute action perturbatrice dans la goutte.

C'est là en effet ce qui s'est vu, à une
époque qui commence à s'éloigner de
nous, où, en raison de théories fautives,
les eaux de Vichy s'absorbaient dans des
proportions exagérées, excessives. Oui,
de semblables traitements ont entraîné
des résultats funestes.

Qu'est-ce que cela prouve ? qu'il faut
employer les eaux de Vichy avec mé-
thode et réserve. Voilà tout.

Il est encore question, mon cher maître, de goutteux alcalisés, dissous, exté-
nués, de saturation alcaline, de cachexie
alcaline.

Dans les engorgements du foie, même

chez les individus anémiques et affaiblis, dans les calculs biliaires surtout, dans la gravelle urique , bien plus parente de la goutte que le rhumatisme , — malgré ce qu'en pense le savant président de la Société d'hydrologie médicale de Paris, M. Pidoux; — dans tous ces cas enfin, sans qu'il soit nécessaire d'en multiplier les exemples, on voit les eaux de Vichy tolérées pendant plusieurs semaines, à des doses appropriées sans doute, mais enfin très-effectives. On n'aperçoit pas le moindre vestige de saturation, d'alcalisation, d'épuisement; bien au contraire, de la force, de la couleur, de la santé, et cependant, parce qu'on a affaire à des goutteux, il faudrait tout de suite s'inquiéter de la cachexie alcaline ! Non, tout cela est chimérique.

Chez qui avez-vous pu rencontrer ces types de cachexie alcaline ? C'est chez des individus qui avaient pris les eaux de Vichy non à trop forte dose, mais à dose trop continue.

Les doses trop élevées n'alcalisent pas, comme vous paraissez le penser :

d'abord parce qu'elles déterminent presque toujours des accès aigus, réguliers ou non, qui forcent de les interrompre ; ensuite parce que le médicament est éliminé à mesure par la peau ou par les urines , comme je l'ai démontré il y a longtemps déjà [1]. Mais l'usage *continu* de l'eau de Vichy ou du bicarbonate de soude est une pratique funeste, contre laquelle je n'ai jamais cessé de m'élever, et c'est elle surtout qui entraîne ces altérations graves de la santé que vous signalez. Mais il ne s'agit pas ici d'un traitement thermal à proprement parler.

Maintenant, que vous ayez rencontré quelques individus dont l'organisation spéciale ne tolérait pas les eaux de Vichy et s'en trouvait affectée dans ce sens, soit parce qu'ils n'en éliminaient pas les principes, soit pour toute autre raison, cela est possible. Ne voyons-nous pas souvent les narcotiques administrés à la dose la plus élémentaire déterminer des phénomènes d'intoxication? Laissons

[1] *De l'alcalisation de l'urine, considérée comme phénomène d'élimination. Bulletin de l'Académie de médecine*, t. IX.

de côté ces faits exceptionnels, comme les exemples d'impunité des pratiques les plus irrationnelles. On les aperçoit du reste parfaitement pendant le cours du traitement lui-même. Si celui-ci, au lieu de procurer de la force et du bien-être, entraîne incessamment de la courbature, de l'inappétence, de la faiblesse, il faut se méfier de ses résultats : il faut le ralentir ou l'interrompre. Ce sont de telles appréciations et de telles surveillances qui constituent précisément la direction méthodique d'un traitement thermal.

Maintenant, très-savant maître, comme lorsque vous faites le procès à Vichy vous n'inventez pas les faits que vous lui reprochez, je vais dire où vous les avez rencontrés.

Vous reprochez à Vichy de déplacer la goutte, vous lui reprochez d'exténuer les goutteux.

Il est des goutteux qui montrent la goutte partout, dans la poitrine, dans le ventre, dans la tête, dans les jointures quelquefois , *goutte irrégulière, anomale, viscérale.*

Voilà les goutteux , et ils sont nom-
breux, à qui les eaux de Vichy doivent
être absolument refusées, Il est aisé d'en
comprendre la raison.

Je vous montrais tout à l'heure le
traitement thermal provoquant facilement la goutte articulaire chez les individus habitués à une goutte régulière.
Développez cette action provocatrice chez
des individus disposés à la goutte irrégulière, celle-ci apparaîtra où elle pourra,
et d'autant plus grave, sans doute, qu'elle
obéira à une impulsion artificielle ajoutée
à celle qui l'appelait déjà ailleurs qu'à
son siége d'élection.

Il est des goutteux faibles, pâles, à
manifestations actives incomplètes, disposés aux œdèmes , *goutte atonique*.
L'action reconstituante des eaux de Vichy ne trouve pas ici d'application utile.
Les eaux de Vichy font à ces goutteux ce
qu'elles font aux hydropiques. Vous pou-
vez choisir sur ce terrain tous les exemples que vous voudrez pour constituer
les éléments de votre cachexie alcaline.

Voilà donc encore les goutteux qu'on
se gardera d'envoyer à Vichy.

Ces contre - indications , très - savant maître , bien que fort sommairement présentées, n'en ont pas moins, ce me semble, une signification assez précise, et pourront suffire aux médecins expérimentés pour s'éviter des fautes graves de pratique.

Je regrette qu'au lieu de lancer une sorte d'anathème sur les eaux de Vichy, vous n'ayez pas insisté, — du moins les comptes rendus de vos leçons sont-ils muets ou à peu près sur ce point, — sur ces contre-indications capitales, en faisant ressortir le champ important de leurs applications légitimes.

Il y avait encore une leçon à donner non plus aux médecins de Vichy, mais aux autres, et qui eût emprunté à votre parole une grande autorité. C'est que le traitement de la goutte à Vichy ne se prête pas impunément aux formules banales que la plupart fournissent à leurs malades. « Allez à Vichy, leur disent-ils, et vous boirez de l'eau des *Célestins*. —Tant que vous pourrez,» ajoutent quelques-uns. D'autres en indiquent des doses en général plus larges que nous ne les dispensons nous-mêmes.

Pourquoi l'eau des Célestins ? Il y a
là une routine autant médicale que vul-
gaire. L'eau des Célestins, quoique froide,
est la plus excitante des sources de Vichy. C'est elle qui rappelle le plus vo-
lontiers les manifestations de la goutte,
avec les inconvénients ou les risques que
nous avons signalés plus haut. Elle fa-
vorise d'ailleurs toutes les congestions
actives. Son usage banal a fait à lui seul
autant de mal peut-être que la médication elle-même, alors qu'elle était inop-
portunément ou inconsidérément appli-
quée. Est-ce à des médecins qu'il faut
expliquer comment toutes les sources de
Vichy, *Hôpital, Grande-Grille* ou autres,
jouissent des mêmes propriétés au sujet
de la diathèse goutteuse, et que, pour les
goutteux comme pour les autres malades,
leur choix doit être commandé par les
conditions de l'appareil digestif et de l'en-
semble de l'organisme, bien plus que par
la nature de la maladie ?

Mais, cher et très-savant maître, je
dois m'arrêter sur un sujet qui, vous le
comprenez, pourrait entraîner ma plume
un peu trop loin. Vous avez bien voulu

m'encourager vous-même à vous adresser quelques observations à ce propos.
Je ne dois pas abuser de la bienveil-
lance avec laquelle je sais que vous me
lirez. Personne n'autorise et n'appelle
plus que vous la discussion; mais c'est un
devoir de plus pour ceux que vous y
invitez, de n'en user qu'avec une respec-
tueuse réserve.

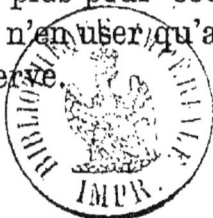

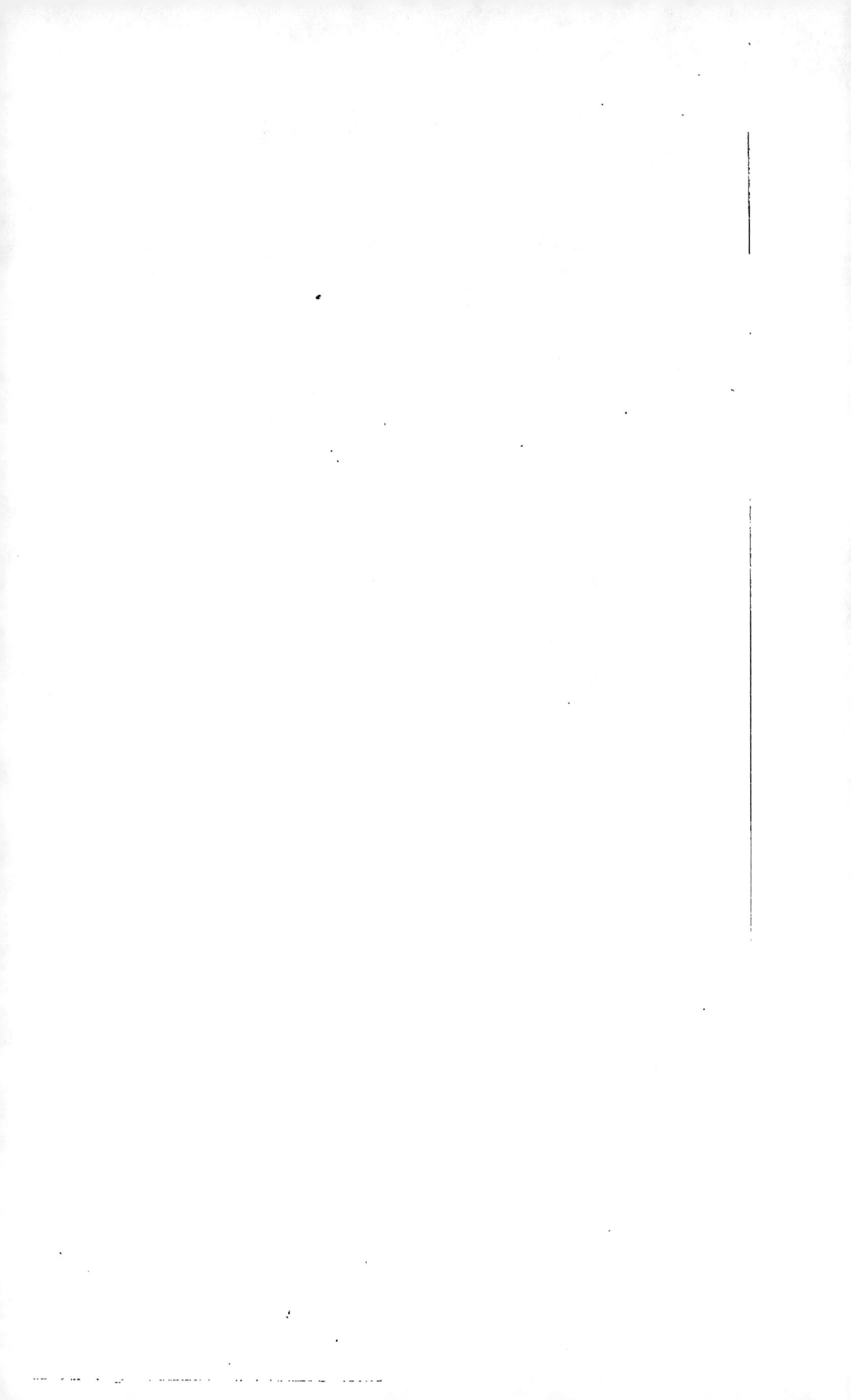

www.ingramcontent.com/pod-product-compliance
Lightning Source LLC
Chambersburg PA
CBHW060508210326
41520CB00015B/4141